Xiomara Córdova
Araseli Jaimes

Cancro gástrico e factores associados

Xiomara Córdova
Araseli Jaimes

Cancro gástrico e factores associados

Cancro gástrico num hospital público peruano

ScienciaScripts

Cover image: www.ingimage.com

This book is a translation from the original published under ISBN 978-613-9-08304-6.

Publisher:
Sciencia Scripts
is a trademark of
Dodo Books Indian Ocean Ltd. and OmniScriptum S.R.L publishing group

120 High Road, East Finchley, London, N2 9ED, United Kingdom
Str. Armeneasca 28/1, office 1, Chisinau MD-2012, Republic of Moldova, Europe
Printed at: see last page
ISBN: 978-620-8-14504-0

DEDICAÇÃO

A Deus e aos nossos pais, pelos seus valiosos ensinamentos, pelo seu amor incondicional e pelo seu apoio para nos ajudarem a atingir os nossos objectivos.

ÍNDICE

PREFÁCIO

Com mais de 1,89 milhões de novos casos em todo o mundo em 2020, o cancro gástrico representa uma das doenças malignas mais comuns e é um problema de saúde pública em muitos países. Em termos de frequência, ocupa o quinto lugar e é a quarta principal causa de morte relacionada com o cancro.
(1) Devido ao seu diagnóstico tardio, a taxa de sobrevivência a 5 anos é de 20%.
(2) Segundo a American Gastric Cancer Society, nos Estados Unidos, serão diagnosticados cerca de 27 510 casos de cancro gástrico nos próximos anos e 10 730 pessoas morrerão em consequência, o que representa 40,6% das pessoas que morrem. (3)

(4) A Ásia Oriental, a Europa de Leste, a América do Sul e a América Central são as zonas mais afectadas por esta patologia. A Organização Pan-Americana de Saúde refere que, anualmente, são registados mais de 85 000 novos casos de carcinoma gástrico e 65 000 mortes nas Américas. Prevê-se que, até 2030, a América Latina e as Caraíbas registem uma quase duplicação do número de doentes e de mortes causadas por esta doença (3).

No Peru, de acordo com os dados do GLOBOCAN 2020, foi estimado um total de 6300 (9%) casos incidentes de cancro gástrico, ocupando o terceiro lugar em frequência e o primeiro em mortalidade (14,2%). As áreas mais afectadas neste país são as que se encontram em más condições nas terras altas, tais como: Huancavelica, Ayacucho, Apurímac, Huánuco, Piura, Pasco, Cajamarca e Puno. O departamento com maior incidência e mortalidade é Huánuco, com uma taxa de mortalidade de 41,4/100.000 habitantes (1).

Existem múltiplos factores de risco associados a este cancro, entre os factores que aumentam o risco desta neoplasia estão a gastrite atrófica, a metaplasia e displasia intestinal, a obesidade, o baixo consumo de frutas e vegetais, entre outros. (5) De acordo com Liming Shao e Peiwei Li, a metaplasia intestinal é um fator de risco para o cancro do estômago com um OR de 3,58. (6) Por outro lado, Christine, Friedenreich e Ryder demonstraram uma forte correlação entre a obesidade e o tumor gástrico, afectando 80% dos homens e mulheres. A este respeito, a Agência Internacional de Investigação do Cancro afirma que a obesidade está associada a uma maior probabilidade de desenvolver cancro do estômago. (7)

Por último, o baixo consumo de frutas e legumes aumenta o risco de cancro gástrico, uma vez que estes alimentos têm propriedades protectoras, anti-inflamatórias e anticarcinogénicas. (8) Numa revisão sistemática, Poorolajal e Moradi mostraram que o consumo de frutas e legumes reduziu significativamente o risco de cancro do estômago em 48% e 62%, respetivamente. (9) Numa revisão realizada no Chile, Montes V, et al. referem que o consumo de frutas e legumes reduz o risco de desenvolver esta doença. (10)

A carcinogénese gástrica é um processo complexo, pelo que a identificação destes factores e a sua gestão podem reduzir a incidência da doença. Por isso, o seguimento endoscópico dos doentes é uma das soluções descritas para a gestão das lesões pré-malignas, pois ajuda a identificar o cancro numa fase inicial, onde pode ser operado e tem uma elevada probabilidade de cura. (11)

A atividade física regular é uma medida útil para a obesidade porque tem efeitos anti-inflamatórios que reduzem os níveis sistémicos de biomarcadores pró-inflamatórios.

através da redução da adiposidade (7) e o consumo de frutas e legumes reduz o risco de cancro gástrico, desempenhando assim um papel protetor (8,12).

Devido à sua elevada frequência e mortalidade, o cancro do estômago no departamento de Huánuco (Peru) deve ser considerado um problema emergente de saúde pública. A literatura descreve muitos factores de risco associados aos tumores gástricos; é necessário determinar os que estão mais associados no nosso meio, a fim de gerar medidas de promoção e prevenção e proporcionar um tratamento precoce ao paciente.

CAPÍTULO I PROBLEMA DE INVESTIGAÇÃO

O cancro gástrico (CG) é uma patologia comum. Estima-se que, em 2020, haja mais de um milhão de diagnósticos incidentes e mais de 600 000 mortes por cancro gástrico em todo o mundo. Globalmente, ocupa o quinto lugar em termos de frequência e o quarto em termos de mortalidade (1).

Existe uma grande variação geográfica na incidência, com regiões como a Ásia, a Europa de Leste e a América Latina a terem uma maior incidência de CG, enquanto a África, a América do Norte e o Norte da Europa têm uma menor incidência. A importância do estudo do CG reside no desenvolvimento de técnicas de diagnóstico, cirúrgicas e quimioterápicas adequadas, entre outras, para reduzir a mortalidade se for feito um diagnóstico precoce, uma vez que atualmente os casos são reconhecidos em fases avançadas, quando o prognóstico é sombrio e o tratamento limitado (13,14).

Devido à elevada frequência do cancro gástrico, este é considerado um problema de saúde pública. A sobrevivência global para todos os cancros está estimada em 68,9% aos cinco anos, em comparação com o cancro gástrico, em que a sobrevivência é de apenas 32%.(15)

No Peru, de acordo com as previsões para 2020, o CG é o terceiro cancro mais comum, sendo, por sua vez, o cancro mais letal para a população peruana. A variação geográfica também está presente no interior do nosso país. Ruiz et al. mostraram que a taxa de mortalidade por cancro do estômago varia no Peru. Huánuco encabeça a lista dos departamentos com maior incidência e mortalidade (41,4/100.000 habitantes) por cancro do estômago (16,17).

Existem múltiplos factores de risco associados a esta neoplasia. Factores não modificáveis como a idade avançada, o sexo masculino, a etnia e factores genéticos; e factores modificáveis como a infeção por *Helicobacter pylori* (principal fator), a dieta (baixo consumo de frutas e legumes com baixa ingestão de vitaminas A e C), factores comportamentais (tabaco e álcool), bem como o excesso de peso/obesidade e lesões pré-malignas. Além disso, a Agência Internacional de Investigação do Cancro (IARC) inclui outros factores de risco, como a indústria de produção de borracha, a radiação X e a radiação gama, como agentes cancerígenos com provas suficientes em seres humanos (9,6,17).

CAPÍTULO II ENQUADRAMENTO TEÓRICO

2.1 Antecedentes

Nível internacional

Shao et al. (China, 2018), realizaram uma revisão sistemática intitulada: "Risco de cancro gástrico entre pacientes com metaplasia intestinal gástrica". O objetivo era avaliar o risco de CG entre os pacientes com metaplasia intestinal (MI). Foram incluídos 21 estudos que envolveram 402.636 participantes e 4.535 doentes com CG; todos os estudos adoptaram a histopatologia para o diagnóstico de MI. Foi evidenciada uma associação estatisticamente significativa entre a IM e o CG com um valor de $p<0,001$, um OR de 3,58, 95% CI 2,71-4,73. Concluiu-se que os doentes com MI apresentavam um risco mais elevado de GC, especialmente de MI incompleto (6).

Friedenreich e Ryder (Canadá, 2020) efectuaram uma revisão sistemática da obesidade em relação ao CG, encontrando uma forte associação entre a obesidade e o CG com um RR= 4,8, afectando 80% dos homens e das mulheres (7).

Lihu Gu e Yangfan Zhang (China, 2021) realizaram um estudo de coorte retrospetivo, que examinou 607 pacientes com GC associado à obesidade, os achados mostraram que o sobrepeso / obesidade foi um fator preditivo (RR = 0,61, IC 95%: 0,37-0,99) com um $p<0,0001$ para o prognóstico de GC (18).

Uma revisão sistemática e meta-análise de Poorolajal J et al (Irão, 2020), intitulada: "Factores de risco para o cancro do estômago", teve como objetivo fornecer informações sobre factores nutricionais e comportamentais para abordar os programas de prevenção do cancro do estômago. Incluíram 232 estudos na sua revisão, dos quais 13 estudos mostraram que o consumo de fruta (≥3 vezes/semana) diminuiu significativamente o risco de cancro do estômago em 48%, com um valor de $p=0,001$. Por outro lado, 18 estudos mostraram que o consumo de vegetais reduziu significativamente o risco de CG em 62% ($p=0,001$) (9).

Montes V, et al (2021) realizaram uma revisão das estratégias internacionais de prevenção do cancro gástrico no Chile, incluindo 28 estudos. Referem que o consumo de fruta e vegetais reduz o risco de CG, sendo que a ingestão de mais de

3 porções de fruta ou vegetais por dia reduz o risco de tumor gástrico em 0,48 e 0,62 vezes, respetivamente.(10)

Amiry et al. (Afeganistão, 2022), realizaram um estudo de caso-controlo. O objetivo desta investigação era procurar a associação entre a dieta mediterrânica e o CG. Um total de 270 indivíduos (90 casos e 180 controlos) participaram no estudo. O consumo alimentar foi avaliado através de um questionário de frequência alimentar. A partir da avaliação do consumo alimentar, os resultados mostraram que os pacientes com GC tinham uma baixa ingestão de frutas ($p \leq 0,001$) e vegetais ($p \leq 0,001$). Os participantes com um DMS elevado (pontuação da dieta mediterrânica) tinham 83% menos probabilidades de ter CG (19).

Nível nacional

Mendoza C. (2021). Na sua tese sobre os factores condicionantes associados ao desenvolvimento de CG em pacientes internados no serviço de gastroenterologia do Hospital Nacional Arzobispo Loayza, teve como objetivo determinar os factores condicionantes associados ao CG no referido hospital. Os resultados mostraram uma associação significativa entre os seguintes factores com o CG: proveniência da serra ou da selva, excesso de peso, infeção por Helicobacter pylori, gastrite atrófica crónica e pólipos gástricos; com um valor de $p=<0,05$. (20)

Castro M. (2020), em sua pesquisa, identificou a gastrite atrófica crônica como um dos fatores clínicos epidemiológicos ligados ao câncer de estômago, com OR= 2,412, IC:95%, em pacientes do Hospital Nacional Dos De Mayo (21).

Paucar E. (2019), no seu estudo sobre os factores de risco associados ao desenvolvimento de CG, conclui que a gastrite crónica superficial ($p=0,0001$), a gastrite crónica atrófica ($p=0,0005$), a metaplasia ($p=0,0005$), a displasia ($p=0,001$), são factores de risco para o desenvolvimento de CG (22).

Quispe S. (2015), no seu estudo sobre os padrões alimentares relacionados com a GC em pacientes tratados no Instituto Regional de Doenças Neoplásicas, verificou que os seguintes padrões alimentares estão relacionados com a GC em pacientes

tratados no Instituto Regional de Doenças Neoplásicas
- Norte, verificaram que um fator de risco para o desenvolvimento de CG nestes doentes foi o consumo insuficiente de produtos lácteos, alimentos de origem animal, vegetais (OR=4,4), frutas (OR=30,0), com um p<0,001. (23)

Nível regional

Em Huánuco, 2016, Narciso e Eulogio, no seu estudo de investigação sobre a infeção por Helicobacter pylori, o nível socioeconómico e os factores dietéticos associados ao CG, realizado num hospital público, mostraram uma relação significativa entre os factores dietéticos e o cancro gástrico e a baixa ingestão de: vegetais de guarnição (couve, brócolos) com um p=0,000 (semanal), citrinos com um p=0,000 (semanal) (24).

Em Huánuco, 2019, Rodríguez P. em sua tese menciona fatores sociodemográficos, hábitos nocivos e dietéticos relacionados ao CG. Em suas conclusões estabeleceu como "outros fatores epidemiológicos" relacionados ao tumor gástrico o intervalo de consumo de frutas em mais de 10 dias; o consumo de vegetais em um intervalo de mais de 5 dias (25).

2.2. Cancro gástrico

O cancro gástrico (CG) é uma neoplasia localizada nas paredes do estômago. A Sociedade Espanhola de Oncologia define o cancro do estômago como qualquer tumor maligno proveniente das células de qualquer uma das camadas do estômago. A maioria dos cancros do estômago são adenocarcinomas, que são o tipo histológico mais frequente (> 90% dos casos). Os sarcomas, os tumores neuroendócrinos, os tumores do estroma gastrointestinal (GIST), os linfomas e outras categorias histológicas têm uma incidência mais baixa.

Epidemiologia

O CG ocupa o quinto lugar na incidência (5,6%) de tumores malignos a nível mundial e o quarto lugar na mortalidade por cancro (GLOBOCAN 2020). A sua distribuição apresenta importantes diferenças geográficas, étnicas e socioeconómicas.(4) A variedade geográfica é uma das suas caraterísticas definidoras; nos países africanos, na Índia e nos Estados Unidos, por exemplo, a doença é rara. No entanto, em países como a China, Japão, Portugal, Colômbia e Chile, entre outros, a taxa de mortalidade por esta patologia é significativa.(5) Atualmente, 60% dos casos de tumores gástricos em todo o mundo são provenientes da Coreia, China e Japão. As áreas mais afectadas pelo CG são a Ásia Oriental, a Europa de Leste, a América Central e a América do Sul. De acordo com a Organização Pan-Americana de Saúde (OPAS), são notificados anualmente nas Américas mais de 85 000 novos casos de cancro do estômago e 65 000 mortes por esta doença. Até 2030, prevê-se que o número de doentes e de mortes por CG quase duplique na América Latina e nas Caraíbas (3).

No Peru, é a terceira neoplasia mais frequente e a primeira em mortalidade (14,2%). As áreas mais afectadas neste país correspondem às regiões montanhosas pobres (Huancavelica, Ayacucho, Apurímac, Cajamarca, Huánuco, Pasco, Piura e Puno). Huanuco é o departamento com maior incidência e mortalidade (41,4/100.000 habitantes). (1)

Aetiopatogénese

O CG é multifatorial e envolve uma interação complexa de agentes infecciosos (Helicobacter pylori e vírus EpsteinBarr), ambientais (consumo elevado de sal, tabagismo e dietas pobres em fibras, frutas e legumes) e genéticos (história familiar de CG) (11).

O desenvolvimento de células neoplásicas requer uma alteração no epitélio. O fator contribuinte mais importante é a bactéria H. pylori, que é contraída durante a infância e pode persistir ao longo da vida se não for tratada prontamente. Foi identificada como carcinogénica em 60-70% dos casos. Os seus componentes citotóxicos, como a toxina VacA, a proteína CagA e NapA, provocam a sua infiltração na mucosa do estômago. Além disso, o risco de desenvolver CG devido a uma infeção por esta bactéria é de 2 a 20 vezes (13,26).

Entre 40% a 30% dos cancros gástricos são causados por um consumo deficiente de fruta e legumes. Em 18% dos casos, o tabagismo e em 13%, as infecções pelo vírus Epstein Barr. Esta neoplasia maligna é 3 a 18 vezes mais provável na presença de gastrite atrófica(13).

Fisiopatologia

O cancro gástrico está associado à infeção por H. pylori, que, se não for tratada, pode persistir durante toda a vida e provocar uma resposta inflamatória crónica que pode causar uma série de eventos que conduzem à neoplasia. A cascata préneoplásica consiste nas seguintes fases: gastrite atrófica, metaplasia intestinal, displasia e finalmente carcinoma gástrico (11,13).

A neoplasia está associada ao stress oxidativo causado pela óxido nítrico sintase produzida pelas células inflamatórias em resposta à infeção. Além disso, a latoxina VacA da bactéria provoca a morte das células epiteliais e permite a entrada de carcinogéneos e a invasão da neoplasia; a toxina CagA modifica a forma das células epiteliais e liberta IL-8, que desencadeia uma resposta inflamatória. (13)

Classificação

O grau de penetração do carcinoma gástrico na parede determina se é precoce (afectando a mucosa e a submucosa) ou avançado (invadindo as outras camadas da parede gástrica). Considerando a localização, todo o estômago é vulnerável ao cancro... "a predominância no terço distal há quatro décadas tem vindo a diminuir em favor de um aumento absoluto e relativo no terço superior, principalmente na região cárdica". (13)

O sistema de classificação mais comummente utilizado para os tumores do estômago é a classificação de Lauren que, com base na histologia do tumor, descreve dois tipos principais de adenocarcinomas gástricos: difuso e intestinal. O tipo intestinal representa até 70% dos casos (27) e caracteriza-se pelo facto de as células adoptarem uma forma mais semelhante à glândula gástrica, tendo um melhor prognóstico em comparação com a forma difusa, que se caracteriza por ser indiferenciada, invasiva e apresentar uma história familiar (28).

Além disso, o sistema de classificação de Nakamura e Sugano, baseado nas células carcinomatosas observadas à volta da mucosa, divide-o em carcinoma indiferenciado e diferenciado. (5) Por último, o CG é dividido em quatro grupos de acordo com a classificação da Organização Mundial de Saúde (OMS) de 2010:

- Epitelial.
- Não-epitelial.
- Linfomas malignos.
- Tumores secundários.

São reconhecidos quatro tipos histológicos principais no grupo epitelial:

- O tubular.
- O papilar.

- O mucinoso.
- Pouco coeso (inclui carcinoma de células em anel de sinete), além de variantes histológicas raras (29).

A classificação de Borrmann, baseada nas caraterísticas morfológicas dos tumores gástricos, divide os tumores gástricos em cinco tipos, consoante o aspeto macroscópico:

- Tipo I: representa cancros polipóides ou fúngicos.
- Tipo II: inclui lesões ulcerativas rodeadas por bordos elevados.
- Tipo III: representa lesões ulceradas que se infiltram na parede gástrica.
- Tipo IV: inclui tumores difusamente infiltrados.
- Tipo V: os cancros gástricos são cancros não classificáveis (26).

Quadro clínico

A apresentação clínica do CG depende do estádio da doença no momento do diagnóstico. Na fase inicial, é geralmente assintomática, pelo que a deteção precoce não é muitas vezes possível. (5) Por isso, devido aos sintomas vagos e inespecíficos que a caracterizam, muitos doentes são diagnosticados com doença avançada. (26)

A dor abdominal (62% a 91%) e a perda de peso (22% a 61%) são os sintomas mais frequentemente relatados. Para além de outros sintomas como a anorexia (5% a 40%), náuseas e vómitos (6% a 40%), resultantes da obstrução por crescimento tumoral ou perda de distensão gástrica. Nas lesões proximais (junção cárdio-esofágica) predomina a disfagia, mas nas lesões distais (antro e piloro) predomina a plenitude gástrica precoce (26,28).

A perda de peso não deve ser subestimada. Dewys et al. verificaram que >80% de 179 doentes com cancro gástrico avançado tinham tido >10% de perda de peso antes do diagnóstico. Além disso, o tempo de sobrevivência dos doentes que perderam peso foi substancialmente mais curto do que o dos doentes que não perderam peso (26,28).

Diagnóstico

A gastroscopia (endoscopia digestiva alta) com biópsia é o método de diagnóstico padrão para o CG. (30) A endoscopia digestiva alta é o estudo mais preciso, descritivo e prático para o diagnóstico desta patologia, permitindo-nos obter biópsias e efetuar procedimentos paliativos e terapêuticos em lesões precoces e limitadas. É importante a realização de múltiplas biópsias durante a endoscopia, pois mais de 7 amostras podem ter uma sensibilidade de até 98% para o diagnóstico. A linfite plástica (tipo histológico difuso de CG) é difícil de diagnosticar endoscopicamente (28).

Os estudos imagiológicos com contraste de bário são úteis para diagnosticar lesões proximais ou distais. A tomografia computorizada (TC) trifásica é indicada para avaliar a ressecabilidade e o estadiamento (sensibilidade de 50-70%). É também o melhor estudo para detetar metástases. A ecografia endoscópica é útil em doentes que são candidatos a uma ressecção ampla da mucosa ou da submucosa (28).

Tratamento

Esta doença é tratada principalmente por procedimentos cirúrgicos. A ressecabilidade, a localização do tumor no estômago, o tipo histológico, a extensão da ressecção, a margem cirúrgica, o tipo de reconstrução e a cirurgia paliativa são os objectivos avaliados nos candidatos a cirurgia. Para o tratamento cirúrgico, o CG foi dividido em CG precoce e CG localmente avançado ressecável (28).

O tumor e os tecidos afectados circundantes devem ser ressecados juntamente com a ressecção linfática. A gastrectomia subtotal está associada a uma melhoria do estado nutricional e da qualidade de vida (5).

Previsão

Os estudos revelam uma taxa de sobrevivência de 30,4% aos cinco anos, tudo dependendo de um diagnóstico e estadiamento corretos e atempados. O estádio precoce e o diagnóstico correto contribuem para 66,9% de sobrevivência, enquanto o estádio tardio contribui para 5%. Uma vez que se trata de uma doença agressiva, é crucial monitorizar o doente e proporcionar-lhe um tratamento intensivo adequado (13).

2.3. Lesões pré-malignas

As condições gástricas pré-malignas incluem a infeção por *Helicobacter pylori*, a atrofia gástrica, a metaplasia intestinal e a displasia. O papel etiológico do H. pylori é indiscutível. (31) A gastrite atrófica, a metaplasia intestinal e a displasia são consideradas lesões de alto risco para o cancro gástrico devido aos danos que causam ao estômago durante o processo da doença. (5)

A presença de lesões pré-cancerosas e a sua identificação também podem demorar algum tempo.

vários anos. O acompanhamento endoscópico em doentes de alto risco pode, por conseguinte, ajudar a identificar lesões malignas numa fase precoce, quando ainda são operáveis e têm uma elevada probabilidade de cura (11).

O diagnóstico de lesões pré-malignas requer histologia. Recomenda-se o protocolo de Sydney. As biópsias devem ser enviadas separadamente em dois frascos (antro-ângulo e corpo) (31).

Num estudo sueco de uma grande população de 405.000 pessoas com endoscopia que mostrava mucosa normal ou alterada, foi demonstrado que, após 20 anos de seguimento, um em cada 256 doentes com mucosa normal desenvolveu cancro gástrico, enquanto este risco era de um em cada 85 casos com gastrite atrófica, um em cada 39 casos com metaplasia intestinal e um em cada 19 casos com displasia. Por conseguinte, a Sociedade Europeia de Patologia recomenda que os doentes com atrofia intestinal extensa ou metaplasia tenham um acompanhamento endoscópico de 3 em 3 anos (32).

Um estudo de acompanhamento de 10 anos referiu que as taxas de progressão para GC em doentes com gastrite atrófica, metaplasia intestinal, displasia ligeira e displasia grave são de 0,8%, 1,8%, 4% e 33%, respetivamente.

ATROFIA GÁSTRICA

O National Cancer Institute define-a como uma doença caracterizada pelo adelgaçamento do revestimento interno da parede gástrica e pela perda de células glandulares no revestimento que emitem substâncias que ajudam na digestão. Pode ser causada por uma infeção por H. pylori ou por outras doenças auto-imunes. A atrofia gástrica pode aumentar o risco de cancro do estômago.

A atrofia da área oxíntica é uma das principais condições de risco para o CG, e tanto a infeção por H. pylori como a gastrite autoimune são os eventos que produzem esta atrofia oxíntica. A gastrite autoimune do fundo gástrico está associada à anemia perniciosa. A prevalência de CG nesta doença foi descrita como sendo de 1-3% e estes doentes têm um risco 2-3 vezes maior de desenvolver esta neoplasia (11,32).

Epidemiologia

O CG desenvolve-se durante um longo período de anos a décadas, pelo que a frequência de atrofia gástrica é muito baixa antes dos 40 anos de idade (<5%) e a percentagem de doentes com CG com menos de 40 anos corresponde a 5,9%. Um estudo realizado numa área com uma elevada incidência de CG relatou uma prevalência de degastrite crónica atrófica de 57% (11).

A atrofia da mucosa gástrica e a metaplasia intestinal conferem um elevado risco de desenvolvimento de CG, uma vez que proporcionam o contexto em que se desenvolve a displasia gástrica do tipo intestinal e o adenocarcinoma gástrico (33).

Classificação

O risco de GC é classificado de acordo com o sistema OLGA (Operative Link of Gastritis Assessment) com base no grau de atrofia e na sua localização (11,31).

Diagnóstico

A atrofia gástrica é rara antes dos 40 anos de idade. Na ausência de lesões focais ou de história familiar, a procura de lesões pré-malignas pode centrar-se nas pessoas com mais de 40 anos de idade. A endoscopia tem um fraco rendimento diagnóstico no Ocidente, pelo que o diagnóstico de atrofia gástrica e metaplasia intestinal requer biópsias sistemáticas do corpo e do antro. Os familiares em primeiro grau de doentes com CG têm um risco 2 a 10 vezes maior de CG e uma maior frequência e precocidade de AG. O protocolo de Sydney modificado inclui 5 biopsias (2 no antro e corpo e uma no ângulo) e é o mais amplamente aceite (5).

METAPLASIA INTESTINAL

A metaplasia intestinal (MI) é uma lesão pré-maligna caracterizada pela perda do epitélio gástrico e pelo aparecimento de glândulas com um fenótipo intestinal, que substituem as glândulas originais e as suas secreções. Deve-se principalmente à presença de infeção por H. pylori, ao tabagismo e ao consumo elevado de sal (5,13).

Epidemiologia

A prevalência global é de 7% e afecta igualmente homens e mulheres, aumentando com a idade. Um estudo realizado numa zona de elevada incidência de CG registou uma prevalência de MI de 38%. A progressão global para cancro gástrico varia entre 1,8 e 6,4%, variando em diferentes contextos: progressão a partir de MI tipo III até 10%, progressão com displasia até 79% e a prevalência de cancro em MI é de 11% (5,11).

Classificação

De acordo com a classificação histológica de Jass e Filipe, o MI gástrico divide-se em completo (tipo I ou intestino delgado) e incompleto (tipo IIA/II ou enterocólico e tipo IIB/III ou colónico). A MI também pode ser classificada pela sua extensão em focal (uma área afetada) e difusa (2 ou mais áreas afectadas), que é determinada durante a endoscopia digestiva alta (5).

A MI incompleta e o envolvimento difuso estão associados a um risco acrescido de progressão neoplásica. Num estudo recente em Espanha, o carcinoma gástrico desenvolveu-se em 18,2% de 88 doentes com metaplasia intestinal incompleta, enquanto que ocorreu em apenas um (0,96%) de 104 doentes com metaplasia intestinal completa após um seguimento de 12,8 anos (5,33).

Sugere-se que o risco de GC seja estadiado de acordo com o sistema OLGIM para MI, que deve ser incluído no relatório histológico. Um estudo chinês sugere que a gastrite com predomínio de corpo e o OLGIM II-IV estão significativamente associados ao risco de GC(31) .

Diagnóstico

De acordo com o último consenso europeu para o diagnóstico de atrofia e metaplasia gástrica, devem ser efectuadas pelo menos 4 biopsias do estômago proximal e distal (2 da curvatura maior e 2 da curvatura menor). Nos casos de MI gástrica já diagnosticada, se houver antecedentes familiares ou se o doente pertencer a uma raça de alto risco para o cancro gástrico, a American Society for Gastrointestinal Endoscopy (ASGE) sugere o acompanhamento endoscópico e a continuação do acompanhamento em intervalos estabelecidos de acordo com o risco individual (5).

DISPLASIA

A displasia é descrita como uma celularidade com um fenótipo neoplásico confinado a estruturas glandulares (13).

Epidemiologia

Um estudo anterior realizado por Pelayo Correa numa área com uma elevada incidência de CG relatou uma prevalência de displasia de 10% em indivíduos com mais de 40 anos de idade (1). A progressão anual de displasia para CG varia entre 0% e 73% num ano, em parte devido à variabilidade do diagnóstico (31).

Nos Países Baixos, um estudo de coorte mostrou uma incidência anual de 0,1% para atrofia gástrica, 0,25% para MI, 0,6% para displasia ligeira a moderada e 6% para displasia grave (31).

Classificação

A displasia é dividida em duas categorias, com base nas alterações displásicas de acordo com a sua gradação, em baixo e alto grau. O objetivo é tentar avaliar o risco e orientar a abordagem terapêutica (34).

Outras classificações importantes são a Classificação de Viena modificada e a classificação da OMS.

- Classificação de Viena. Classifica-a em 5 categorias: negativa para neoplasia, indefinida para neoplasia, neoplasia de baixo grau, neoplasia de alto grau e invasão submucosa (35).
- Classificação da OMS para a displasia: negativo para displasia, paradisplasia

indefinida, displasia de baixo grau, displasia de alto grau e cancro (31).

Diagnóstico

A displasia pode ser encontrada em qualquer parte do estômago, mas é mais frequentemente encontrada no antro. A displasia é também mais frequentemente descoberta incidentalmente durante endoscopias de rastreio. (11) Relativamente ao seu tratamento, as lesões de alto grau requerem ressecção endoscópica, devido ao seu potencial de progressão para carcinoma e coexistência com carcinoma. (11)

2.4. Excesso de peso/obesidade

O termo obesidade refere-se a um excesso de gordura no corpo, sendo uma doença metabólica crónica, resultante de um balanço energético positivo em que a ingestão de energia excede o gasto energético. A obesidade é avaliada pela antropometria (relação entre o peso e a altura) e pelo perímetro da cintura, que dá uma estimativa da gordura corporal. De acordo com a OMS, a obesidade é uma doença crónica resultante de más escolhas de estilo de vida, reconhecida como uma doença de regulação do peso corporal. (36-40) O excesso de peso/obesidade está fortemente relacionado com o cancro do estômago, de acordo com a revisão de Yang, que conclui que quanto maior o índice de massa corporal, maior o risco de CG em não asiáticos. (41)

Recentemente, definiram a obesidade como uma doença sistémica, multiorgânica, metabólica e inflamatória crónica, determinada pela inter-relação entre factores genómicos e ambientais, que corresponde a uma alteração da função do tecido adiposo, tanto quantitativa como qualitativamente, na sua capacidade de armazenar gordura, levando à lipoinflamação. (42)

Os factores de risco incluem patologias endocrinológicas como o hipotiroidismo, a síndrome de Cushing, o hipogonadismo e as lesões hipotalâmicas associadas à hiperfagia, bem como factores socioeconómicos, demográficos, de atividade física, de estilo de vida e comportamentais (36).

No estilo de vida temos: o fator dietético, onde uma maior ingestão de alimentos ricos em gordura, sal, açúcares e produtos específicos como batatas fritas, carnes processadas, carnes vermelhas, doces, implica uma desproporção na ingestão energética, predispondo o sujeito à obesidade (36-37).

Do mesmo modo, a diminuição da atividade física, os comportamentos sedentários, o aumento da utilização da automatização das actividades laborais, os métodos modernos de transporte e o aumento da vida urbana têm sido associados a um risco acrescido de obesidade (37).

Classificação

O tecido adiposo distribui-se no corpo através de uma loja visceral e de uma loja subcutânea. Assim, a classificação atribuída pela OMS e por um painel de peritos do National Institute of Health (NIH) baseia-se no IMC, que corresponde à relação entre o peso em quilogramas e o quadrado da altura em metros (36).

Tendo em conta a equação de Deurenberg para estimar a gordura corporal, que é apresentada pela seguinte fórmula % de gordura corporal = 1,2 (IMC) + 0,23 (idade) -

10,8 (sexo) - 5,4. Em que, sexo = 1 para os homens e 0 para as mulheres. A classificação é dada da seguinte forma:

- Baixo peso: <18,5 kg/m^2
- Peso normal: 18,5-24,9 kg/ m^2
- Excesso de peso: 25-29,9 kg/ m^2
- Obesidade de grau 1: 30-34,9 kg/ m^2
- Obesidade de grau 2: 35 a 39,9 kg/ m^2
- ^{2}Obesidade de grau 3: ≥ 40 kg/m . (36)

Numa revisão efectuada por Yang, foi utilizada outra classificação para o excesso de peso/obesidade, tendo sido utilizada a classificação de excesso de peso da Ásia-Pacífico (23,0 ≤ IMC

< 24,9) e obesidade (IMC ≥ 25,0) (42).

^{2222}Podemos observar também a criação de subcategorias adicionais como a daSEEDO em 2007 onde subdivide o sobrepeso em grau 1 (25- 26,9 kg/m) e grau 2 (27-29,9 kg/m), vemos também uma mudança na nomenclatura para obesidade de grau 3, também chamada de mórbida, estendendo-a para 49,9 kg/m e a categoria de obesidade extrema (super mórbida) com valor igual ou superior a 50 kg/m . (42). ^{2}Portanto, o cálculo do IMC maior ou igual a 30 kg/m é considerado obesidade (36).

Fisiopatologia

O adipócito é a unidade funcional do tecido adiposo, a sua principal função é armazenar o excesso de energia sob a forma de triglicéridos e ser libertado quando há necessidade de energia; desempenha também um papel no equilíbrio energético, devido aos seus factores bioactivos denominados adipocinas, que incluem a leptina e a adiponectina, provocando uma desregulação do perfil secretor do tecido adiposo e do adipócito, com uma alteração no aumento do nível sérico da primeira e uma diminuição da adiponectina. Uma pessoa obesa tem maior massa magra acompanhada de uma maior taxa metabólica basal, débito cardíaco e pressão arterial (43,44).

O microambiente celular é constituído por macrófagos M1, células T, fibroblastos e adipócitos, apresentando assim um perfil secretor inflamatório, que aumenta em número devido à infiltração de monócitos (43).

O adipócito desenvolve-se por dois processos: por hipertrofia que atinge um limiar crítico de tamanho e por hiperplasia quando ultrapassa esse limite, o adipócito hipertrofiado apresenta uma disfunção na sua atividade devido a uma diminuição da sensibilidade à insulina, aumentando o stress intracelular, levando a um aumento dos factores inflamatórios. A interação dos adipócitos hipertróficos com os macrófagos gera uma capacidade angiogénica insuficiente, favorecendo o desenvolvimento de hipóxia crónica, apoptose e um aumento da libertação de citocinas pró-inflamatórias (43,45).

A hipertrofia leva a uma alteração do perfil secretor da leptina, à insensibilidade à insulina, ao aumento do stress do retículo endoplasmático, resultando numa lipólise basal (hipótese do transbordo) (43).

No adulto, o aumento do tecido adiposo deve-se sobretudo à hipertrofia, onde ocorre um estado inflamatório transitório, mantendo-se estável o número de adipócitos. À medida que a inflamação se perpetua, o comportamento metabólico é modificado, tornando-se sistémico através da circulação (43).

O tecido adiposo visceral torna-se o principal armazenador de triglicéridos face à incompetência do tecido adiposo subcutâneo, sendo o aumento da deposição central de gordura considerado um fator de risco (43). O aumento da pressão intra-abdominal observado nestes indivíduos aumenta o risco de refluxo gástrico, esófago de Barrett e adenocarcinoma do esófago (44).

As mulheres obesas têm uma maior predisposição para armazenar gordura ao nível do tecido subcutâneo, na região glúteo-femoral, enquanto os homens tendem a ter uma gordura visceral mais centralizada, que é mais ativa na produção de leptina e adiponectina. (37,42)

O tecido adiposo castanho (BAT), que dissipa a energia sob a forma de calor e realiza assim a termogénese adaptativa, é também fortemente inervado e vascularizado, o que lhe confere uma propriedade anti-obesidade. (42) A Agência Internacional de Investigação sobre o Cancro (IARC) estabeleceu que o excesso de gordura corporal está associado a um risco acrescido de, pelo menos, 13 tipos diferentes de cancro, incluindo o cancro do estômago, e pensa-se que a atividade física regular tem efeitos anti-inflamatórios, reduzindo os níveis sistémicos de biomarcadores pró-inflamatórios e aumentando os níveis de, pelo menos, biomarcadores anti-inflamatórios, ao diminuir a adiposidade. (9)

2.5. Hábitos alimentares

As frutas e os produtos hortícolas são partes comestíveis de plantas, cultivadas ou colhidas, em bruto ou minimamente transformadas (lavadas, aparadas e descascadas). As frutas e os produtos hortícolas são uma fonte importante de nutrientes, fibras, água, fitoquímicos e antioxidantes (45-47).

Foi descrito que um maior consumo de frutas e legumes leva a um menor risco de CG, tendo assim um papel protetor, cujas associações foram consideradas mais elevadas entre os legumes amarelo-esverdeados devido às suas propriedades carotenóides e isotiocianatos; e entre as frutas temos os citrinos devido ao seu teor de flavanonas e vitamina C, enquanto o seu baixo consumo está associado a um maior risco de desenvolver CG (49-51).

Classificação

A OMS e a FAO recomendam atualmente um consumo mínimo de 400 g de fruta e legumes por dia, ou seja, cinco porções de 80 g cada. No entanto, a quantidade ideal depende de vários factores, como a idade, o sexo e a atividade física. O consumo de 7-8 porções por dia está associado a um menor risco de doença, pelo que é aconselhável consumir 2,5 porções de legumes e 2 porções de fruta por dia numa dieta de 2000 calorias (46,47).

A classificação dos frutos e produtos hortícolas de acordo com a sua cor: produtos hortícolas verde-escuros: brócolos, espinafres, alface romana, couve e nabo; produtos hortícolas vermelhos e cor de laranja: tomate, pimento vermelho, cenoura e abóbora e outros produtos hortícolas: alface, feijão verde, cebola, pepino, couve, aipo, curgete, cogumelos e pimento verde. Os frutos incluem frutos frescos como laranjas, maçãs, bananas, uvas, melões, bagas e sultanas (46).

As quantidades recomendadas vão de 2 a 3 frutos inteiros por dia, estimando que uma chávena equivale ao tamanho de um punho da mão e esta a um fruto de tamanho médio. No caso dos legumes, o volume deve ser metade da ingestão diária, ou seja, 2 a 3 chávenas por dia, com uma equivalência de meia chávena (4 onças) de um punho redondo de legumes cozinhados (46).

Na Europa, o consumo médio de legumes e leguminosas é de 220 g por dia e de fruta 166 g por dia, o que dá um consumo médio entre fruta e legumes de 386 g por dia.(47) Os questionários de frequência alimentar (QFA) são inquéritos dietéticos amplamente utilizados que fornecem informações significativas sobre a ingestão durante um longo período de tempo.(52)

São identificados dois padrões nos QFA: entrevistas pessoais e QFA auto-administrados. Num estudo de caso-controlo, verificou-se que a maioria dos QFA incluía frutas, tais como maçãs, pêras, laranjas, bananas, uvas, pêssegos, bagas e melancia; e os legumes, tais como couve-flor, brócolos, cenouras, alface, couve, tomate, pimento verde, pepino e cebola, eram os mais comuns. A frequência de consumo de cada grupo alimentar por porções diárias foi obtida através da soma das frequências de consumo e posterior classificação em tercis.(50)

Um outro estudo identificou dois padrões alimentares comuns: o primeiro, a que chamo "prudente/saudável", (fruta e legumes, peixe) rotulado como "rico em vitaminas, legumes e frutos, o segundo padrão era "não saudável", com grandes quantidades de carne, pão, produtos lácteos com elevado teor de gordura e doces. (52)

Noutro estudo em que foi aplicado o QFA, verificou-se que, para os indivíduos que tinham o hábito de consumir fruta, foi-lhes pedido que indicassem a frequência e a quantidade do seu consumo. A categoria de frequência variava entre "nunca ou menos de 1 por mês" e "6-7 por semana". Estas frequências alimentares e as suas quantidades foram convertidas em consumo em gramas por dia, utilizando unidades domésticas. A mediana do consumo diário foi de 179 g de legumes e 157 g de fruta. Os legumes mais consumidos por esta população foram o feijão verde, a couve-flor e a alface e as frutas mais consumidas foram as maçãs, as pêras e as laranjas. (54)

Fisiopatologia

As frutas e os legumes têm um elevado poder antioxidante, como os polifenóis (flavonóides, flavonóis, flavonas, isoflavonas e antocianinas) que fornecem ao organismo um fator de proteção contra o CG. Os citrinos contêm entre as suas propriedades: vitamina C, carotenóides, flavanonas como a hesperitina, que actuam inibindo a proliferação e a migração das células do CG. A fibra presente na fruta e nos legumes actua como um eliminador de nitratos, prevenindo a formação de compostos nitrosos carcinogénicos (45,49).

As fibras encontram-se na forma solúvel, como a pectina, e na forma insolúvel, como a celulose e a hemicelulose, e os fitoquímicos incluem as vitaminas A, C, E e a tiamina. As frutas e os legumes contêm igualmente minerais como o magnésio, o zinco e o potássio; contêm também hidratos de carbono sob a forma de frutose e amidos. (48)

O stress oxidativo produz radicais livres e peróxidos, que são produzidos por radiações ou poluentes ambientais que se tornam tóxicos no nosso organismo, caracterizados por uma elevada reatividade, responsável pelos seus efeitos citotóxicos e genotóxicos. O seu excesso provoca a hiperactivação da fosforilação e a oxidação das proteínas, gerando um estado inflamatório crónico, uma proliferação descontrolada e a degeneração celular (45,54).

Frutas e legumes como antioxidantes, de acordo com a sua composição, observa-se que em 200 g de fruta existem 500 mg de polifenóis totais. Esta propriedade depende do poder de hidroxilação, posição e substituição dos seus grupos hidroxilo, a sua estrutura pode ser simples ou complexa, o ácido ascórbico é um dos melhores antioxidantes naturais. O ácido ascórbico é um dos melhores antioxidantes naturais. O polifenol desintoxica os ERO e os radicais livres, actua como anti-inflamatório inibindo a ciclo-oxigenase, a lipoxigenase e a óxido nítrico sintase. Os ERO na presença de pH ácido formam espécies nitrantes/nitrosantes que favorecem a formação de nitrosaminas cancerígenas que conduzem ao CG (45).

O consumo de sumos de fruta tem uma elevada percentagem de polifenóis que aumentam a capacidade antioxidante do plasma. Assim, os frutos roxos/azuis, vermelhos e verdes a j u d a m a reduzir o risco de cancro (48).

O metabolismo dos polifenóis começa com a hidrólise dos flavonóides em agliconas, que podem ser absorvidas em menor grau pelo epitélio oral; passam depois para o trato gastrointestinal, reduzidas a monómeros, e finalmente para a circulação, chegando ao fígado para serem transformadas em metabolitos activos (46).

Os flavonóides e os seus metabolitos são moléculas bioactivas com a capacidade de interagir com as vias de sinalização intracelular, tendo assim uma função antitumoral. Os efeitos dos polifenóis ao nível do trato gastrointestinal têm sido relatados como tendo uma maior capacidade antioxidante, antes de serem metabolizados e absorvidos pela corrente sanguínea(46).

O consumo de vegetais traz muitos benefícios para o organismo, uma vez que contêm compostos de enxofre com efeitos protectores, vitaminas, carotenóides e fitoquímicos com atividade anti-inflamatória e antioxidante, que têm efeitos anticarcinogénicos. Por isso, o consumo de pouca ou nenhuma fruta aumenta o risco de CG (50).

CAPÍTULO III METODOLOGIA

Âmbito de aplicação

O estudo foi efectuado na cidade de Huánuco, província de Huánuco, pertencente à região com o mesmo nome. Foi realizado no hospital II EsSalud, no serviço de gastroenterologia.

População

1. **P. Objetivo:** A população total de pacientes atendidos no serviço de gastroenterologia do hospital II EsSalud, que compareceram por patologia digestiva gástrica durante o período de estudo 2022.

2. **P. Acessível:** A população total de pacientes atendidos no serviço de gastroenterologia do hospital II EsSalud que compareceram por patologia digestiva gástrica durante o período de estudo 2022.

3. **P. Elegíveis:** doentes que satisfazem os critérios de seleção.

Critérios de inclusão

- Pacientes submetidos a endoscopia no serviço de gastroenterologia do hospital II EsSalud Huánuco.
- Pacientes com um relatório anatomopatológico de patologia gástrica do serviço de gastroenterologia do hospital II EsSalud Huánuco.
- Doentes diagnosticados com cancro gástrico por histologia.
- Pacientes com mais de 80% de registos médicos completos para as variáveis em estudo.
- Pacientes que concordam em participar e que assinam ou concordam com as cláusulas de consentimento informado

Critérios de exclusão

- Doentes de um serviço que não seja de gastrenterologia que não necessitem de um diagnóstico de cancro gástrico.
- Os doentes que não desejem participar ou decidam retirar-se.
- Os doentes que não preenchem o questionário.

- Pacientes com registos médicos incompletos.

Unidade de análise:
Um doente com patologia gástrica que se apresentou no serviço de gastrenterologia com um procedimento endoscópico e um relatório anatomopatológico.

Amostra

O tamanho da amostra foi de 245 pacientes com laudo anatomopatológico. Foi encontrada através do software Epidat 3.1, com uma proporção de 46,2%, nível de confiança de 95%. A amostra foi obtida através de amostragem probabilística sistemática.

Tipo de estudo
O nível de investigação é observacional.

Conceção da investigação

O desenho utilizado para esta investigação foi observacional, analítico, retrospetivo e transversal.

- **É observacional:** Porque apenas mereceu a observação do comportamento da variável em estudo sem manipulação.
- **É analítico**: Porque foi necessário analisar os factores que estão associados ao cancro gástrico e os que não estão associados, utilizando técnicas estatísticas. É correlacional.
- **É retrospetivo**: porque os dados recolhidos são do passado de 2022 e foram obtidos a partir dos registos médicos do hospital.
- **É transversal:** porque só foi feita uma medição.

Métodos, técnicas e instrumentos

A respectiva coordenação foi efectuada de acordo com o protocolo, solicitando às autoridades competentes do Hospital II EsSalud - Huánuco, a realização do processo de investigação. Uma vez obtida a autorização, os pacientes selecionados foram informados dos motivos do estudo através de um consentimento informado no mesmo dia do inquérito, e posteriormente foi recolhida a informação correspondente.

Foi utilizado um questionário de perguntas aplicado sob a forma de inquérito aos sujeitos da amostra selecionada, o qual foi submetido a um processo de validação pelos peritos; foi também utilizada uma ficha de recolha de dados, que teve como fonte secundária a história clínica dos doentes em estudo.

Validação e fiabilidade do instrumento

O instrumento de recolha de dados foi validado por 4 peritos, que avaliaram de forma independente a clareza, a objetividade, a atualização, a organização, a suficiência, a intencionalidade, a consistência, a coerência, a metodologia e a pertinência das perguntas do questionário. Obtiveram uma classificação média de 90,75.

A fiabilidade foi avaliada com um teste piloto, obtendo-se um Alfa de Cronbach de 0,76, o que indica que o instrumento utilizado na investigação é fiável.

Procedimento

A recolha de dados foi efectuada pelos investigadores principais e por dois enumeradores, todos com formação no formato do formulário de recolha de dados e do questionário.

Tabulação e análise dos dados

Após a recolha da informação, os dados foram agrupados, ordenados e classificados em formato digital no Excel e posteriormente importados para o Software Estatístico SPSS (versão 21) para a elaboração e representação das respectivas tabelas de frequência e gráficos para cada variável de acordo com as suas dimensões. ^{2}Foi utilizado o teste estatístico Qui-Quadrado (X) para procurar a associação entre duas variáveis qualitativas numa mesma população. O nível de significância estatística utilizado foi de 5% ($p < 0,05$), com um intervalo de confiança de 95%, o que reflecte significância estatística.

Considerações éticas

Foram tidos em conta os princípios estabelecidos na Declaração de Helsínquia, no Relatório Belmont, nas diretrizes do CIOMS, na Declaração sobre Bioética e Direitos Humanos, na UNESCO e no Código de Nuremberga.
Este estudo foi aprovado pelo comité de ética da EAP de medicina humana da UNHEVAL e aprovado pelo Hospital II EsSalud Huánuco.

CAPÍTULO IV RESULTADOS

Foram aplicados 245 questionários a doentes do serviço de gastrenterologia do hospital II EsSalud, num total de 145 (59,2%) mulheres e 100 (40,8%) homens; a distribuição foi tendencialmente feminina. A idade média dos participantes foi de 58,8 anos, com um mínimo de 26 e um máximo de 90 anos; o grupo etário com maior número de participantes foi o dos 15 anos, com um mínimo de 26 e um máximo de 90.

Tabela 1. Caraterísticas demográficas dos doentes com cancro gástrico no serviço de gastroenterologia do hospital II EsSalud 2022 (n=245)

Caraterística	**Frequência**	**Percentagem**
Género		
Feminino	145	59.2%
Masculino	100	40.8%
Estado civil		
Individual		23.3%
Casado	114	46.5%
Coabitante	26	10.6%
Separados		6.9%
Viúvo	31	12.7%
Ocupação		
Trabalho dependente		31.0%
Trabalho independente	51	20.8%
Agricultor	5	2.0%
Dona de casa	85	34.7%
Outros		11.4%
Antecedentes familiares		
se		7.3%
não	225	91.8%
Relacionamento		
Pais		33.3%
Irmãos	5	27.7%
Avós	1	5.6%
Tios		22.2%
Sobrinhos		11.2%
Estatuto socioeconómico		
NSE A	1	0.4%
NSEB	0	0.0%
NSE C		4.5%
NSE D	91	37.1%
NSE E	142	58.0%
Helicobacter pylori		
Positivo	186	75.9%
Negativo	59	24.1%
Idade		
Menos de 76 anos	225	91.8%
mais de 76 anos		8.2%

A maior parte das pessoas com menos de 76 anos de idade eram 225 (91,8%). Relativamente ao estado civil, 114 (46,5%) eram casados, sendo este o mais frequente. Em termos de profissão, a profissão mais frequente foi a de dona de casa com um total de 85 (34,7%), seguida do trabalho dependente com um total de 76 (31%).

Os que tinham antecedentes familiares de cancro gástrico eram 18 (7,3%) dos participantes e o que predominava era o parentesco parental 6 (2,4%). Em relação ao estatuto socioeconómico (SES), os resultados de maior frequência foram no SES E com um total de 142 (58%). Os pacientes diagnosticados com Helicobacter pylori positivo foram 186 (%75,9). (Tabela 1).

Relativamente às caraterísticas clínicas dos 245 doentes do serviço de gastroenterologia, obteve-se um total de 24 (9,8%) doentes com cancro gástrico e 221 (90,2%) sem cancro gástrico. O adenocarcinoma difuso foi o tipo mais frequente com 12 (50,0%). Relativamente à metaplasia intestinal, 166 (67,7%) doentes apresentavam-na, sendo a metaplasia completa a histologia mais frequente 83 (50,0%).

Havia 130 (53,1%) pacientes com sobrepeso e 21 (8,6%) obesos. Houve uma predominância de baixo consumo de frutas 138 (56,3%) e 105 (42,9%) participantes tinham baixo consumo de vegetais (Tabela 2). (Tabela 2)

Tabla 2. Características clínicas de los pacientes con cáncer gástrico del servicio de gastroenterología del hospital II EsSalud 2022 (n=245)		
Característica	**Frecuencia**	**Porcentaje**
Cáncer gástrico		
Si	24	9.8%
No	221	90.2%
Histología de cáncer gástrico		
Adenocarcinoma intestinal	8	33.3%
Adenocarcinoma difuso	12	50.0%
Otro	4	16.7%
Atrofia Gástrica		
Si	19	7.8%
No	226	92.2%
Metaplasia		
si	166	67.7%
no	79	32.3%
Histología de metaplasia		
Metaplasia completa	83	50.0%
Metaplasia incompleta	45	27.1%
Mixto	38	22.9%
Displasia		
Si	6	2.5%
No	239	97.5%
Sobrepeso		
Si tiene	130	53.1%
No tiene	115	46.9%
Obesidad		
Si tiene	21	8.6%
No tiene	224	91.4%
consumo de frutas		
Alto consumo	107	43.7%
Bajo consumo	138	56.3%
consumo de verduras		
Alto consumo	140	57.1%
Bajo consumo	105	42.9%

Relativamente à associação das variáveis, foi efectuada uma análise, obtendo-se a RP (razão de prevalência) como medida de associação. [2]Observou-se uma associação estatisticamente significativa entre o cancro gástrico e o consumo de fruta (X =4,6599, p=0,0309), RP: 1,47 (IC:95%, 1,15-1,86), resultando numa baixa prevalência de cancro gástrico e o consumo de fruta (X =4,6599, p=0,0309), RP: 1,47 (IC:95%, 1,15-1,86), resultando numa baixa prevalência de cancro gástrico.

consumo de fruta (≤7 porções/semana) como fator de risco. ^{2}Foi também encontrada uma associação significativa com o baixo consumo de vegetais (X =7,2838, p=0,0070), RP: 1,77 (IC:95%,1,31-2,40). Por outro lado, foi também encontrada uma associação significativa com o grupo etário superior a 76 anos com um valor de X2= 3,9777, p= 0,0461; RP: 3,06 (IC:95%,1,22-7,70); com o género (X2=11,3493, p=0,0008), RP: 2,02 (IC:95%,1,51-2,69), resultando no sexo
^{2}sexo masculino como fator de risco e com uma história familiar de cancro gástrico (X =5,0823, p= 0,0242), RP: 3,54 (IC:95%,1,38-9,07).

^{2}Não foi encontrada associação significativa com as seguintes variáveis de estudo: atrofia gástrica (X =0,4789, p=0,4889), metaplasia intestinal (X =0,4789, p=0,4889) e atrofia intestinal (X =0,4789, p=0,4889).
^{2}com história familiar de cancro gástrico (X =5,0823, p= 0,0242), RP: 3,54 (IC:95%,1,38-9,07).
Não foi encontrada qualquer associação significativa com as seguintes variáveis de estudo: atrofia gástrica (X2=0,4789, p=0,4889), metaplasia intestinal (X2=2,2486, p=0,1337), displasia (X2=1,609, p=0,2046), excesso de peso (X2=0,0131, p=0,9090), obesidade (X2=2,2249, p=0,1358) e infeção por Helicobacter pylori (ver quadro 3).

Tabla 3. Análisis bivariado de factores asociados a cáncer gástrico en pacientes del hospital II EsSalud, Huánuco 2022 (n=245)

Características	CÁNCER GÁSTRICO				X^2	*p*	RP	IC 95	
	Si tiene		No tiene						
	n	%	n	%				Inf	Sup
Lesiones premalignas									
Atrofia Gástrica									
Presente	1	5.3%	18	94.7%	0.4789	0.4889*	0.51	0.07	3.66
Ausente	23	10.2%	203	89.8%					
Metaplasia intestinal									
Presente	13	7.8%	153	92.2%	2.2486	0.1337*	0.78	0.53	1.14
Ausente	11	13.9%	68	86.1%					
Displasia									
Presente	2	33.3%	4	66.7%	1.609	0.2046**	4.6	0.88	23.83
Ausente	22	9.2%	217	90.8%					
Sobrepeso									
Si tiene	13	10.0%	117	90.0%	0.0131	0.9090*	1.02	0.69	1.50
No tiene	11	9.6%	104	90.4%					
Obesidad									
Si tiene	4	19.1%	17	80.9%	2.2249	0.1358*	2.16	0.79	5.91
No tiene	20	8.9%	204	91.1%					
Consumo de frutas									
Bajo consumo	19	13.8%	119	86.2%	4.6599	0.0309**	1.47	1.15	1.86
Alto consumo	5	4.7%	102	95.3%					
Consumo de verduras									
Bajo consumo	17	16.2%	88	83.8%	7.2838	0.0070**	1.77	1.31	2.40
Alto consumo	7	5.0%	133	95.0%					
Edad									
Mayor 76 años	5	25.0%	15	75.0%	3.9777	0.0461**	3.06	1.22	7.70
Menor igual 76 años	19	8.4%	206	91.6%					
Género									
Masculino	18	18.0%	82	82.0%	11.3493	0.0008**	2.02	1.51	2.69
Femenino	6	4.1%	139	95.9%					
Infección por HP									
Positivo	15	8.1%	171	91.9%	2.6203	0.1055*	0.81	0.58	1.11
Negativo	9	15.3%	50	84.7%					
Antecedente familiar									
Si	5	27.8%	13	72.2%	5.0823	0.0242**	3.54	1.38	9.07
No	19	8.4%	208	91.6%					
Nivel socioeconómico									
NSE bajo	19	13.4%	123	86.6%	3.9935	0.0457**	1.42	1.12	1.8
NSE alto	5	4.9%	98	95.1%					

*Chi cuadrado

**Corrección de Yates

HP: Helicobacter pylori

NSE: Nivel socioeconómico

CAPÍTULO V DEBATE

O cancro gástrico é uma das neoplasias mais frequentes no mundo. A incidência varia consoante as regiões geográficas, sendo mais elevada nos países da Ásia Oriental, na Europa e em algumas partes da América Latina, com as taxas de mortalidade mais elevadas principalmente no Japão, na Coreia e na China. (56-57) No Peru, os cancros com as taxas de mortalidade mais elevadas foram os da próstata, do estômago, do fígado, entre outros. Huánuco é o departamento que encabeça a lista a nível nacional por ter cancro gástrico e a maior taxa de mortalidade por este tumor. (58)

Na nossa investigação, as lesões pré-malignas como a atrofia gástrica (p=0,4889), a metaplasia intestinal (p=0,1337) e a displasia (p=0,2046) não tiveram uma associação estatisticamente significativa com a presença de cancro gástrico diagnosticado por anatomia patológica. A este respeito, Akbari M., et al. e Spence A, et al. nas suas investigações salientam que a incidência de CG em doentes com AG e MI é baixa (59-60). Ortiz J et al., no seu estudo, referem que 46,2% dos doentes com cancro gástrico apresentavam estas lesões pré-malignas (61). Por outro lado, Jonathan WJ e Feng Z (62); Antonio T, Cortés P
(63) descrevem as lesões pré-malignas como factores de risco para o tumor gástrico. Shao L, et al. encontraram uma associação significativa entre MI e CG (p<0,001), com um OR de 3,58, 95% CI 2,71-4,73 (6).

O nosso estudo não encontrou uma associação estatisticamente significativa entre o excesso de peso/obesidade (p=0,9090/ p=0,1358) e o cancro gástrico. Os resultados encontrados no nosso estudo estão de acordo com Paucar; (64) Vallejo e Orellana; que afirmam que o excesso de peso/obesidade não é um fator de risco. (65) Uma meta-análise desenvolvida no Irão mostrou que o excesso de peso/obesidade não tinha um efeito significativo no CG (p=0,240) com um OR: 0,89 (95 % CI 0,74-1,08) (9). Jun X, et al. na sua meta-análise descreve a obesidade como um fator de risco com um OR: 1,10, 95% CI 1,00-1,22; (66) e Xuan D, et al. menciona tanto o excesso de peso como a obesidade como factores associados ao tumor do estômago. (67) Por outro lado, Myon J. aponta o excesso de peso/obesidade como um fator de proteção. (56)

Hurtado S, et all., aponta para uma dieta inadequada (baixo consumo de fruta e vegetais) como um fator de risco associado à neoplasia gástrica com um RR: 0,98

(0,73, 1,31) (68) e Umpiérrez I, et all. (69) No presente estudo, verificou-se que o baixo consumo de fruta (x2=4,6599, p=0,0309) e de vegetais (x2=7,2838, p=0,00070) estava significativamente associado à presença de cancro. Os resultados coincidem com os de Ovidio Requejo e Hortensia Garcia, que descrevem que o consumo de frutas e legumes é um fator de proteção para o cancro gástrico. (70) Montes V, et al também concluem que um elevado consumo de frutas e legumes diminui o risco de cancro gástrico. (10)

O sexo com maior frequência de cancro gástrico foi o masculino. Este facto coincide com o estudo de Ortiz e Rodriguez e m que 62% deste género foi afetado (61). De igual modo, no estudo de Eulogio F. e Narciso R., a ocorrência da doença foi maior no género masculino (71). Junfu Ma e Xin Hu também concordam que o género é um fator crítico em relação ao cancro gástrico (72). Num estudo realizado no Peru, verificou-se que o sexo mais afetado pelo cancro gástrico era o feminino. (73) Em contrapartida, o estudo de Pantigoso L. indica que o sexo não é um fator de risco para o desenvolvimento de cancro gástrico. (74) Relativamente à infeção por Helicobacter pylori, não foi encontrada uma associação significativa com o cancro gástrico (74).

gástrica. Este achado coincide com um estudo de caso-controlo peruano com um OR=0,28 (0,11-1,69) p=0,0023. (64) Em contrapartida, estudos desenvolvidos por: Piazuelo et al.; (75) León L. (76). Ushiku T. (77) e Hernando Marulanda, relacionam as enterobactérias como um fator de risco para o desenvolvimento desta neoplasia (78).

No que diz respeito à variável história familiar, esta foi estatisticamente significativa, o que coincide com o descrito por Castro M., na sua investigação com um OR:6,729; IC95% 4,049-11,184; (79) Chávez M. também refere que esta variável é significativa (80). Por outro lado, o nível socioeconómico foi estatisticamente significativo na nossa investigação, o que coincide com Dianqin S. e Lin I. no seu estudo de base populacional onde se conclui que o nível socioeconómico é um fator de predisposição para o cancro gástrico com um RR 0,83 (0,74, 0,93) e um p=0,005 (81).

CONCLUSÕES

1. As lesões pré-malignas (atrofia gástrica, metaplasia e displasia) não se mostraram relacionadas com o cancro gástrico em pacientes do serviço de gastroenterologia do hospital II Essalud Huánuco 2022.

2. O excesso de peso/obesidade não está relacionado com o cancro gástrico em pacientes do serviço de gastroenterologia do hospital II Essalud Huánuco 2022.

3. O baixo consumo de frutas e legumes está relacionado com o cancro gástrico em pacientes do serviço de gastroenterologia do hospital II Essalud Huánuco 2022, uma vez que foi encontrada uma associação significativa com o consumo de frutas e legumes.

REFERÊNCIAS BIBLIOGRÁFICAS

1. Valdivieso M. Carcinoma gástrico: factores de risco. Papel do Helicobacter pylori. DIAGNÓSTICO. 2021;60(2):7.

2. Murillo B, Umaña B, Membreño M, Martínez B. Carcinoma gástrico: revisão da literatura. Rev Med Leg COSTA H RICA. 2020;37(1):12.

3. Sánchez DG, Moreira OD, Toste MA. Atualização dos factores de risco associados à mortalidade por cancro gástrico. Rev Habanera Cienc Médicas. 2021;20(5):8.

4. On On Chan A, Wong B. Factores de risco para o cancro gástrico - UpToDate [Internet]. UpToDate. 2022 [citado 2022 Nov 10]. Disponível em: https://www.uptodate.com/contents/risk-factors-for-gastric-cancer?search=Factors%20of%20risk%20of%20c%C3%A1ncer%20g%C3%A1strical%20c%C3%A1ncer%20g%C3%A1strico&source=search_result&selectedTitle=1~150&usage_type=default&displa y_rank=1

5. Cárdenas CE, Cárdenas JC, Játiva JJ. Gastric Cancer: a bibliographic review Câncer gástrico: uma revisão bibliográfica Câncer gástrico: uma revisão bibliográfica. 2021; 7:17.

6. Shao L, Li P, Ye J, Chen J, Han Y, Cai J, et al. Risco de cancro gástrico em pacientes com metaplasia intestinal gástrica. Jornal Internacional do Cancro. 2018;143(7):1671-7.

7. Friedenreich CM, Ryder C, McNeil J. Atividade física, obesidade e comportamento sedentário na etiologia do câncer: evidências epidemiológicas e mecanismos biológicos. Molecular Oncology. 2021;15(3):790-800.

8. Ferro A, Costa AR, Morais S, Bertuccio P, Rota M, Pelucchi C, et al. Fruits and vegetables intake and gastric cancer risk: A pooled analysis within the Stomach cancer Pooling Project. Jornal Internacional do Cancro. 2020;147(11):3090-101.

9. Poorolajal J, Moradi L, Mohammadi Y, Cheraghi Z, Gohari-Ensaf F. Risk factors for stomach cancer: a systematic review and meta-analysis. Epidemiol Health. 2 de fevereiro de 2020; 42:8.

10. Montes V, Rigotti E, Dathe S, Jara P, Brenner P, Gonzalez MT, Hofmann F. ESTRATÉGIAS INTERNACIONAIS PARA A PREVENÇÃO DE CÂNCER GÁSTRICO Revista Confluence. 2021; 4(1): 78-83. Disponível em: https://revistas.udd.cl/index.php/confluencia/article/view/590/514

11. Oliveros R, Pinilla R, Facundo H, Sanchez R. Cancro gástrico: uma doença evitável. Estratégias de intervenção na história natural. Rev Colomb Gastroenterol. 2019;34(2).

12. Hurtado S, Trius M, Lamuela RM, Zamora R. Vegetable and Fruit Consumption and Prognosis Among Cancer Survivors: A Systematic Review and Meta-Analysis of Cohort Studies. Avanços em Nutrição. 15 de novembro de 2020;11(6):1569-82.

13. Palmero Picazo J, Tron Gómez MS, Tovar Torres S. Cancro gástrico. Atención Familiar. 10 de outubro de 2018;25(4):169.

14. Bedoya HA, Calvache C, Anduquia F, Hurtado N, Bedoya S, Ramirez C, et al. Lesões pré-malignas e malignas do estômago em pacientes não rastreados para o cancro gástrico. Rev Colomb Cir. 2020; 35(04):570-4.

15. Abadía J, Hernández J, Rodrigo A. Revisão da literatura sobre cancro gástrico.
Revista Brújula, Semilleros de Investigación. 2018;6(11):26-34.

16. Ríos J. Cancro do estômago: apresentação clínica e aspectos gerais.
DIAGNÓSTICO. 2021;60(2):06.

17. Buján S, Bolaños S, Mora K, Bolaños I. Carcinoma gástrico: revisão da literatura.
REVISTA DE MEDICINA LEGAL DA COSTA RICA. 2020;37(1):12.

18. Gu L, Zhang Y, Hong J, Xu B, Yang L, Yan K, et al. Prognostic Value of

Pretreatment Overweight/Obesity and Adipose Tissue Distribution in Resectable Gastric Cancer: A Retrospective Cohort Study [Valor prognóstico do excesso de peso/obesidade e da distribuição do tecido adiposo no cancro gástrico ressecável: um estudo de coorte retrospetivo]. Fronteiras em Oncologia [Internet]. 2021 [cited 2022 May 24];11. Disponível em: https://www.frontiersin.org/article/10.3389/fonc.2021.680190

19. Amiry F, Mousavi SM, Barekzai AM, Esmaillzadeh A. Adesão ao Dieta mediterrânica em relação ao cancro gástrico no Afeganistão. Fronteiras em Nutrição [Internet]. 2022 [cited 2022 May 23];9. Disponível em: https://www.frontiersin.org/article/10.3389/fnut.2022.830646

20. Mendoza C. Condições associadas ao desenvolvimento de câncer gástrico em pacientes hospitalizados do serviço de gastroenterologia do hospital nacional arzobispo loayza durante 2018. [Lima]: Universidad privada San Juan Bautista; 2018.

21. Castro M. Factores Clínico - Epidemiológicos Asociados a Cáncer Gástrico en Pacientes Hospitalizados en los Servicios de Medicina del Hospital Nacional Dos de Mayo, Periodo 2018 [undergraduate]. [Lima]: Universidad Privada San Juan Bautista; 2020.

22. Paucar E. "Factores associados ao desenvolvimento de cancro gástrico em pacientes do hospital nacional adolfo guevara velasco em cusco, 2013-2018." [Cusco]: UNIVERSIDADE NACIONAL DE SAN ANTONIO ABAD DEL CUSCO; 2018.

23. Quispe S. Padrões Alimentares Associados ao Câncer Gástrico em Pacientes Atendidos no Instituto Regional de Doenças Neoplásicas - Norte, julho outubro 2014. [Trujillo]: Cesar Vallejo; 2014.

24. Eulogio F, Narciso R. Factores relacionados com o cancro gástrico num hospital público de Huánuco. Rev Peru Investig Salud. 2018;2(1):42-49.

25. Rodríguez P. Factores sociodemográficos (nível de educação, localização geográfica), hábitos nocivos (tabaco e álcool), hábitos alimentares (sal, carne fumada, alimentos reaquecidos) e conservação de alimentos (uso de frigorífico e

insecticidas); associados ao cancro gástrico com diagnóstico endoscópico, em pacientes do serviço de gastroenterologia do hospital regional Hermilio Valdizán, de 2015 a 2017, Huánuco - Peru [licenciatura]. [Huánuco]: Hermilio Valdizan Medrano; 2019.

26.Vincent T. Cancer Principles & Practice of Oncology. In: Cancer Principles & Practice of Oncology. 11ª ed. Londres; 2015. p. 400-50.

27. Galindo F, Daneri G. Carcinoma gástrico. Em: Galindo F, et al, editores. Enciclopédia de Cirurgia Digestiva. 2020. p. 1-67. (223; vol. volume II).

28. Avital I, Nissan A, Golan T, Lawrence YR, Stojadinovic A. Cancer of the Stomach. In: DeVita V, Lawrence T, Rosenberg S, eds. Cancer Principles & Practice of Oncology. 11ª ed. Copyright 2019 Wolters Kluwer; 2019. p. 1386-446.

29. Medrano R, García L, Luna M. Gastric cancer. In: Rivera Rivera S, editor. ONCOLOGIA GERAL PARA PROFISSIONAIS DE SAÚDE. PRIMEIRO CONTACTO. México: Permanyer México; 2017. p. 127-34.

30. Rojas V, Montagné N. Overview of gastric cancer (Visão geral do cancro gástrico). RC_UCR-HSJD [Internet]. 30 de abril de 2019 [citado 20 de junho de 2022];9(2). Disponível em: https://revistas.ucr.ac.cr/index.php/clinica/article/view/37351

31. Rollán A, Cortés P, Calvo A, Araya R, Bufadel ME, González R, et al. Early diagnosis of gastric cancer: Proposal for detection and follow-up of gastric premalignant lesions: ACHED protocol. Rev méd Chile. 2014;142(9):1181-92.

32. Csendes A, Figueroa M. Status of gastric cancer in the world and in Chile. Revista Chilena de Cirugía. 2017;69(6):502-7.

33. Ruiz D, Téllez FI, Barreto R, Zamora LE. Prevenção, rastreio e seguimento endoscópico das lesões pré-malignas do trato digestivo alto e médio. Endoscopy. 2015;27(3):135-45.

34. Grajales G, Téllez FI, Barreto R. Rastreio e seguimento de lesões pré-malignas do trato gastrointestinal superior. Endoscopia 2013; 25(3): 123-132.

35. Romero J, Bello M. O cancro digestivo visto da dinâmica: lesões planas da

mucosa gastrointestinal e displasia. Revista 16 de abril. 2018;57(268):135-44.

36. Juantá J, Sancho D, Loría L, Rojas F. DISPLASIA GÁSTRICA, EXPERIÊNCIA
NO HOSPITAL SAN JUAN DE DIOS 2004-2008. Revista Clínica da Faculdade de Medicina da UCR - HSJD. 2012;2(X):7.

37. Moreno M. Definición y clasificación de la obesidad /Definição e classificação da obesidade. Rev. Méd. Clín. Condes. 2012;23(2):124-128.

38. Perreault L. Obesity in adults: Aetiologies and risk factors [Internet]. UptoDate. 2022 [citado 2022 Jun 10]. Disponível em: https://www.uptodate.com/contents/obesity-in-adults-etiologies-and-risk-factors?search=obesity&source=search_result&selectedTitle=9~150&usage_type =d efault&display_rank=9

39. Zhang S, Wang JB, Yang H, Fan JH, Qiao YL, Taylor PR. Índice de massa corporal e risco de câncer gastrointestinal superior: um acompanhamento de 30 anos da coorte do ensaio de intervenção nutricional de displasia Linxian. Cancer Epidemiology. 2020; 65:101683.

40. Aoyama T, Nakazono M, Nagasawa S, Segami K. Impacto Clínico de um Programa de Exercício Perioperatório para Sarcopenia e Cancro Gástrico com Excesso de Peso/Obesidade. In Vivo. 2021;35(2):707-12

41. Skelton JW. Definição, epidemiologia e etiologia da obesidade em crianças e adolescentes. 8 de outubro de 2021 [citado 2021 10 de junho de 2022]; Disponível em: https://www.uptodate.com/contents/definition-epidemiology-and-etiology-of-obesity-in-children-and

42. Suárez W, Sánchez AJ, González JA, Suárez W, Sánchez AJ, González JA. Fisiopatologia da obesidade: perspetiva atual. Revista chilena de nutrição. 2017;44(3):226-33.

43. Suárez W, Sanchez A. Índice de massa corporal: vantagens e desvantagens da sua utilização naobesidade. Relação com a força e a atividade física. 28 de novembro de 2018; 7:128-39.

44. Aráuz JDD. Obesity: Pathophysiology and Management Strategies. 2021;

45.Laviada H, Molina Segui F. Physiopathology of obesity and weight defence. corpo. In: Fisiopatologia da obesidade [Internet]. 2021. Disponível em: https://www.researchgate.net/publication/356391301

46. Metere A, Giacomelli L. Absorção, metabolismo e papel protetor dos polifenóis de frutos e legumes contra o cancro gástrico. :9.

47. Graham Colditz, Classification of fruits and vegetables . Dieta saudável em adultos. [Internet]. UptoDate. 2019 [citado 2022 Jun 14, 2022]. Disponível em: https://www.uptodate.com/contents/healthy-diet-in

48. FAO. Frutas e legumes - essenciais na sua dieta [Internet]. 2020 [citado 2022 Jun 14, 2022]. Disponível em: http://www.fao.org/documents/card/en/c/cb2395es

49. Rodríguez M. Desafios para o consumo de frutas e vegetais. Revista da Faculdade de Medicina Humana. abril de 2019;19(2):105-12.

50. Ferro A, Costa AR, Morais S, Bertuccio P, Rota M, Pelucchi C, et al. Fruits and vegetables intake and gastric cancer risk: A pooled analysis within the Stomach cancer Pooling Project. Jornal Internacional do Cancro. 2020;147(11):3090-101.

51. Hurtado-Barroso S, Trius-Soler M, Lamuela-Raventós RM, Zamora-Ros R. Vegetable and Fruit Consumption and Prognosis Among Cancer Survivors: A Systematic Review and Meta-Analysis of Cohort Studies. Avanços em Nutrição. 15 de novembro de 2020;11(6):1569-82.

52. García Rodríguez M, Romero Saldaña M, Alcaide Leyva JM, Moreno Rojas R, Molina Recio G. Desenho e validação de um questionário de frequência alimentar (QFA) para a avaliação nutricional da ingestão alimentar na Amazônia peruana. J Health Popul Nutr. dezembro de 2019;38(1):47.

53. Bertuccio P, Rosato V, Andreano A, Ferraroni M, Decarli A, Edefonti V, et al. Padrões alimentares e risco de cancro gástrico: uma revisão sistemática e meta-análise. Annals of Oncology. junho de 2013;24(6):1450-8.

54. Steevens J, Schouten LJ, Goldbohm RA, van den Brandt PA. Consumo de legumes e frutas e risco de subtipos de cancro esofágico e gástrico no Netherlands Cohort Study. International Journal of Cancer. 2011;129(11):2681-93.

55. Barajas JCL. Fisiopatologia e nutrição. Página Seis; 2021. 225 p.

56. Myon J. Índice de Massa Corporal e Risco de Cancro Gástrico em Adultos Asiáticos: Uma Meta-Análise Epidemiológica de Estudos de Coorte de Base Populacional. Cancer Res Treat. 2020;52(2):369-373. https://doi.org/10.4143/crt.2019.241.

57. Martínez D, Arzeta V, Jiménez H, Román A, Fernández G. Cancro do estômago: factores de risco, diagnóstico e tratamento. AyTBUAP. 2021; 6(23):52-71.

58. Ministério da Saúde do Peru/Centro Nacional de Epidemiologia, Prevenção e Controlo de Doenças. Análise da situação do cancro no Peru, 2018.

59. Akbari M, Tabrizi R, Kardeh S, Lankarani K. Gastric cancer in patients with gastric atrophy and intestinal metaplasia: A systematic review and meta-analysis. PLOS ONE. 2019;14(7)

60. Spence A, Cardwell C, McMenamin U, Hicks B, Johnston B. Risco de adenocarcinoma na atrofia gástrica e metaplasia intestinal: uma revisão sistemática. 2017; 17 (57).

61. Ortiz J, Rodríguez S, Olarte G. Caraterísticas sociodemográficas, ambientais e clínicas em pacientes com câncer gástrico em San Gil, Colômbia. Rev Enferm Inst Mex Seguro Soc. 2021; 29 (3): 136-141.

62. Jonathan WJ, Lee feng zhu. A gravidade da metaplasia intestinal gástrica prevê o risco de cancro gástrico: um estudo de coorte prospetivo multicêntrico (GCEP). 2022 May;71(5):854-863.

63. Rollán A, et al. Recomendações da associação chilena de endoscopia digestiva para o tratamento de lesões pré-malignas gástricas. Rev. med. Chile. 2014; 142(9).

64. Paucar E. Factores associados ao desenvolvimento de cancro gástrico em

pacientes do hospital nacional Adolfo Guevara Velasco em Cusco, 2013-2018 [licenciatura]. [Pucallpa]: Universidade Nacional de San Antonio Abad del Cusco; 2019.

65. Vallejo Parada D, Orellana Tapia M, Trepat Vidal G. Cancro gástrico e cirurgia bariátrica: relato de um caso. Rev. Cirugia. 2022;74(6). Disponível em: doi:10.35687/s2452-45492022006l585 [Acedido em 12 Jan. 2023].

66. Jun X, Peng C, Dong X, Kang Y, Shuang L, Hong H, Yu L, Liu X. Índice de Massa Corporal e Risco de Cancro Gástrico: Uma Meta-análise. Jpn J Clin Oncol. 2014; 44(9):783- 791.

67. Xuan D, Hidayat K, Min B. Abdominal obesity and gastroesophageal cancer risk: systematic review and meta-analysis of prospective studies (Obesidade abdominal e risco de cancro gastroesofágico: revisão sistemática e meta-análise de estudos prospectivos). Biosciencie Reports. 2017; 37.

68. Hurtado S, Trius M, Lamuela R, Zamora R. Consumo de vegetais e frutas e prognóstico entre sobreviventes de câncer: uma revisão sistemática e meta-análise de estudos de coorte. Adv Nutr. 2020; 11:1569-1582. https://doi.org/10.1093/advances/nmaa082.

69. Umpiérrez I, Martin JC, Rodríguez L, Cambet Y, García B. Comportamento clínico, endoscópico e histológico do cancro gástrico diagnosticado no Hospital "Dr. Mario Muñoz Monroy". Rev Med Electron. 2020; 42 (6).

70. Ovidio H, García H. Dieta mediterrânica e cancro. Nutrición Hosp. 2021; 38(2): 71- 74

71. Eulogio F, Narciso R. Factores relacionados com o cancro gástrico num hospital público de Huánuco. Rev Peru Investig Salud. 2018;2(1):42-49.

72. Junfu Ma 1, Xin Hu. Caracterização de dois subtipos de ferroptose com infiltração imunológica distinta e diferença de gênero no câncer gástrico. 2021; 8: 756193.

73. Carrillo, S. and Delzo, J. Caraterísticas epidemiológicas dos pacientes com

cancro gástrico no Instituto Regional de Doenças Neoplásicas do Centro, Junín 2020-2021 [licenciatura]. [Huancayo]: Universidad Continental, Huancayo; 2022.

74. Pantigoso L. Fatores de risco associados ao câncer gástrico em pacientes atendidos no hospital amazonas no período de 2016 a 2017 [licenciatura]. [Pucallpa]: Universidade Nacional de Ucayali; 2021.

75. Piazuelo B, Bravo L, Mera R, Constanza M, Bravo J, Delgado A, et al. O ensaio colombiano de quimioprevenção: 20 anos de acompanhamento de uma coorte de pacientes com lesões pré-cancerosas gástricas. Gastroenterology. 2021; 160 (4): 1106 - 1117.

76. León L. Avaliação do padrão alimentar em pacientes com rastreio e diagnóstico de cancro gástrico associado a Helicobacter pylori no Instituto Nacional de Doenças Neoplásicas [licenciatura]. [Lima]: Universidad Nacional Mayor de San Marcos; 2020.

77. Ushiku T, Abe H. - Diversidade patológica do cancro gástrico do ponto de vista da condição de fundo. 2022; 103(1).

78. Marulanda H, Otero W, Gómez M. Helicobacter pylori, gastrite nodular e lesões pré-malignas do estômago: um estudo de caso-controlo. Rev. gastroenterol. 2018; 38(4).

79. Castro M. Factores Clínico - Epidemiológicos Asociados a Cáncer Gástrico en Pacientes Hospitalizados en los Servicios de Medicina del Hospital Nacional Dos de Mayo, Periodo 2018 [undergraduate]. [Lima]: Universidad Privada San Juan Bautista; 2020.

80. Chávez M, Tanimoto M - Consenso mexicano sobre a deteção e o tratamento do cancro gástrico precoce. O consenso mexicano sobre a deteção e o tratamento do cancro gástrico precoce. Rev. de Gastroenterología de México. 2020; 85(1): 69-85.

81. Sol Dianqin, lin lei - Disparidades sociodemográficas no cancro gástrico e na cascata pré-cancerosa gástrica: um estudo de base populacional. VOLUME 23, 100437 ,01 JUNHO 2022.

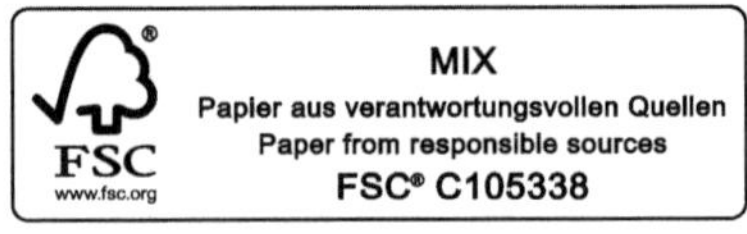

Printed by Books on Demand GmbH, Norderstedt / Germany